Mehak Nisar
Shafayat Beigh

Estado da vitamina D e resistência à insulina em ovelhas grávidas

Mehak Nisar
Shafayat Beigh

Estado da vitamina D e resistência à insulina em ovelhas grávidas

Capacidade de previsão da vitamina D para a Toxemia da Gravidez e associação com a resistência à insulina em ovelhas

ScienciaScripts

Imprint

Cover image: www.ingimage.com

This book is a translation from the original published under ISBN 978-620-7-99911-8.

Publisher:
Sciencia Scripts
is a trademark of
Dodo Books Indian Ocean Ltd. and OmniScriptum S.R.L publishing group

120 High Road, East Finchley, London, N2 9ED, United Kingdom
Str. Armeneasca 28/1, office 1, Chisinau MD-2012, Republic of Moldova, Europe
Printed at: see last page
ISBN: 978-620-8-04258-5

ÍNDICE

Resumo

O objetivo do estudo foi avaliar o papel da vitamina D no equilíbrio redox e na resistência à insulina em ovelhas grávidas e a sua capacidade de previsão da toxemia subclínica da gravidez (TSP). Às 4 semanas antes do parto, 15 ovelhas gestantes saudáveis foram divididas em dois grupos com base no seu teor de vitamina D (25-hidroxivitamina D (25VitD)). As ovelhas com 25VitD suficiente (SVD, n=9) e as ovelhas com 25VitD insuficiente (ISVD, n=6). A amostragem de sangue foi efectuada 4 semanas antes do parto, utilizando o teste de tolerância à glicose intravenosa com amostragem frequente modificado (mFSIGT) para a estimativa de vários metabolitos. Os valores basais de glicose, insulina, ácidos gordos não esterificados (NEFA), frutosamina, ácido beta-hidroxibutírico (β-BHA), cálcio, fósforo e estado oxidante total (TOS) não diferiram entre os dois grupos, mas os níveis de capacidade antioxidante total (TAC) foram significativamente baixos nas ovelhas ISVD. A área sob a curva para a glucose e a insulina, a taxa de depuração da glucose e o pico de insulina também não diferiram significativamente entre os dois grupos. A análise de correlação mostra que a 25VitD estava positivamente correlacionada com a frutosamina, o cálcio e o TAC, e negativamente associada aos níveis de NEFA e TOS. Foram efectuadas outras colheitas de sangue às 2 semanas antes do parto e no parto para a estimativa de frutosamina, NEFA e β-HBA. Os níveis de NEFA ($P<0,05$) aumentaram significativamente e os de frutosamina ($P<0,05$) diminuíram significativamente às 2 semanas antes do parto e no momento do parto e os de β-HBA ($P<0,05$) aumentaram significativamente às 2 semanas antes do parto na ISVD em comparação com a SVD. Tomando 0,8 mmol/L de β-HBA como limite de corte para a SPT, as ovelhas ISVD tinham mais probabilidades de desenvolver PT 2 semanas antes do parto (OD 16,00; $p<0,05$) e no parto (OD 10; $p>0,05$). O estudo concluiu que a 25VitD tem um efeito profundo no equilíbrio redox, no equilíbrio energético e uma boa capacidade de previsão da SPT em ovelhas gestantes.

Palavras-chave: Vitamina D, Resistência à Insulina, Glicose, Insulina, NEFA, β-HBA, Toxemia da Gravidez

Introdução

A descoberta de que muitas células e tecidos do corpo têm receptores de vitamina D e que muitos possuem os mecanismos enzimáticos para converter a forma primária circulante de vitamina D na sua forma ativa proporcionou novos conhecimentos sobre a função desta vitamina (Khan et al., 2011). A vitamina D existe em duas formas isoméricas: Vitamina D_2 e Vitamina D_3 . No fígado, a vitamina D é hidroxilada em 25-OH Vitamina D (25VitD), que é a principal forma circulante de vitamina D no sangue. Este metabolito é considerado um indicador exato do estado geral da vitamina D de um indivíduo. Nas últimas décadas, registou-se um aumento considerável da nossa compreensão do metabolismo da vitamina D e do seu papel biológico. A vitamina D é uma pró-hormona cujas funções vão muito além da regulação da absorção intestinal de cálcio (Benetti et al., 2018). As investigações sobre a vitamina D revelaram o seu papel em muitos processos fisiológicos que incluem: a secreção de insulina pela célula pancreática, o sistema imunitário adaptativo e inato, o funcionamento multifatorial do coração e a regulação da pressão arterial, o desenvolvimento cerebral e fetal (Hassanabadi et al., 2020; da Silva Pereira et al., 2023). Atualmente, a deficiência de vitamina D parece ser muito frequente e tem sido relacionada com a ocorrência de muitas doenças, que também incluem anomalias metabólicas (Wang et al., 2017).

A gravidez nas ovelhas, especialmente nas últimas 6 semanas, é o período mais crítico, durante o qual o feto utiliza quase 40% do fornecimento de glucose materna (Singh et al., 2022a). Para ultrapassar este aumento da procura de glucose pelo feto, a mãe adapta o seu metabolismo energético de forma a reduzir a utilização de glucose pelos tecidos maternos periféricos, a fim de a poupar para o crescimento do feto. Estas adaptações envolvem principalmente a diminuição da produção de insulina e a resistência periférica fisiológica à insulina (IR), que se caracteriza por uma diminuição da capacidade de resposta à insulina ou da sensibilidade à insulina, ou ambas (Muniyappa et al., 2008; Duehlmeier et al., 2013a). A IR periférica dificulta o fornecimento de glucose ao tecido adiposo materno e ao tecido muscular esquelético. Isso resulta na mobilização de reservas lipídicas e aumento da concentração de ácidos graxos livres no sangue e, consequentemente, um aumento na produção de β-HBA, levando à toxemia da gravidez (Duehlmeier et al., 2013b, Chalmeh et al., 2021). Vários pesquisadores investigaram os potenciais efeitos modificadores do manejo nutricional (Mann et al., 2016; Sadegzadeh-Sadat et al., 2021) e farmacológico no grau de RI em animais (Yousefi et al., 2016; Hassanabadi et al., 2020). A vitamina D é um desses agentes farmacológicos que recentemente ganhou muita atenção por seu papel na RI e no metabolismo energético em humanos e recentemente foi relatada uma associação entre a suplementação de vitamina D e a RI em vacas leiteiras (Hassanabadi et al., 2020). Verificou-se que a vitamina D desempenha um papel importante no stress oxidativo, modulando a expressão do gene Nrf2 e a patogénese da diabetes tipo 2, ao afetar a função das células β ou a sensibilidade periférica à insulina, ou ambas (Chiu et al., 2004; Pittas et al., 2007; Strickland et al., 2021). A concentração de vitamina D flutua durante o período periparto em vacas leiteiras (Holcombe et al., 2018) e a diminuição das concentrações está relacionada com o aumento do stress oxidativo e com o aumento do risco de morbilidade por doenças durante o período periparto (Wisnieski et al., 2020).

A inadequação da vitamina D constitui uma epidemia em muitas partes do mundo e vários estudos demonstraram que, apesar da abundância de luz solar, existe uma elevada prevalência de deficiência de vitamina D nas regiões tropicais e subtropicais dos países do Sul da Ásia, incluindo a Índia e outros países do Sul da Ásia (Aparna et al., 2018). No entanto, nenhum estudo foi realizado sobre o status de vitamina D em ovelhas e seu efeito no metabolismo da glicose e IR durante o final da gestação e a relação entre as concentrações séricas de vitamina D e doenças metabólicas como a incidência ou risco de toxemia da gravidez (PT) permanece incerto e ainda não foi estudado. A determinação das associações entre as concentrações de vitamina D durante o final da gestação e os parâmetros metabólicos e a TP pode esclarecer se a vitamina D pode ser usada como um biomarcador para a ocorrência de doenças. Assim, o presente estudo foi concebido para estudar a associação do estado da vitamina D com o stress oxidativo e a RI e a sua utilização como biomarcador preditivo de toxemias subclínicas da gravidez (TSP) em ovelhas gestantes.

Revisão da literatura

Desde a descoberta da vitamina D, o seu papel na regulação do metabolismo do cálcio e do fosfato promove o crescimento saudável dos ossos (Rosen *et al.*, 2012). No entanto, vários estudos recentes sugeriram numerosos papéis extra-esqueléticos da vitamina D, como nos problemas cardiovasculares, na diabetes tipo II e na síndrome metabólica (Grant e Peiris, 2010). Embora os mecanismos biológicos subjacentes sejam mal compreendidos, a associação de baixas concentrações séricas de 25-hidroxivitamina D3 com a diabetes tipo II pode ser mediada por efeitos na homeostase da glicose e, em particular, por um efeito direto da vitamina D na função das células b e, por conseguinte, na secreção de insulina (Alvarez e Ashraf, 2010). Vários estudos sugeriram que um baixo nível de vitamina D também contribui para o desenvolvimento da resistência à insulina (Teegarden e Donkin, 2009) e este efeito foi estudado por Zhou *et al.* (2008), que referiram que a vitamina D afecta a resistência à insulina e concluíram que a hipovitaminose pode estar envolvida na patogénese da diabetes tipo II ao afetar a resistência à insulina nos tecidos-alvo.

Elucidando o mecanismo subjacente ao papel da vitamina D na resistência à insulina, Lee *et al.* (1994) referiram que a vitamina D pode influenciar a secreção de insulina através do seu papel na regulação do fluxo de cálcio através da membrana celular, combinado com o seu papel na síntese e regulação da calbindina, uma proteína de ligação ao Ca dependente da vitamina D nas células ß pancreáticas.

Sergeev e Rhoten (1995) referiram que a vitamina D influencia a secreção de insulina nas células β através de um aumento da concentração de cálcio intracelular por meio de canais de cálcio dependentes de voltagem não selectivos. O cálcio intracelular elevado prejudica a ação da insulina após a ligação ao recetor, tal como a desfosforilação da glicogénio sintase e do transportador de glicose regulável pela insulina (GLUT-4) (Draznin, 1993).

Borrisova *et al.* (2003) referiram que a vitamina D afecta a secreção de insulina estimulando a sua síntese através da ativação da biossíntese de proteínas nos ilhéus pancreáticos, o que foi apoiado pelas conclusões de Chiu *et al.* (2004), que referiram que o principal mecanismo de ação da vitamina D na secreção e síntese de insulina envolve provavelmente as endopeptidases dependentes de cálcio das células β, que produzem a clivagem que facilita a conversão da pró-insulina em insulina.

Bland *et* al. (2004) registaram a presença de receptores de vitamina D e a expressão das enzimas 1α-hidroxilase na célula ß pancreática, juntamente com a existência de um elemento de resposta à vitamina D no promotor do gene da insulina humana, sugerindo o papel da vitamina D no funcionamento das células β e no desenvolvimento da diabetes mellitus de tipo II.

Holick (2007) referiu que a deficiência de vitamina D resulta na elevação da hormona paratiroide, elevando o cálcio intracelular. As elevações sustentadas do cálcio intracelular, tal como referido por Worrall e Olefsky (2002), inibem as células-alvo da insulina de detetar os fluxos de cálcio intracelular rápidos necessários para a ação da insulina, como o transporte de glicose. As células β pancreáticas também dependem de um aumento agudo do cálcio intracelular para a secreção de insulina, que também pode ser atenuado com cálcio citosólico elevado (Bjorklund *et al.*, 2000). Li e Zack (2000) sugeriram que o cálcio intracelular elevado aumenta a ligação da calmodulina ao substrato-1 do recetor de insulina (IRS-1), o que interfere com a fosforilação da tirosina estimulada pela insulina e com a ativação da PI3-quinase.

Manna e Jain (2012) referiram que a vitamina D_3 induz a translocação do GLUT4 e a utilização da glucose, que é ainda mediada pela ativação da cistationina-γ-liase e pela formação de H_2 S. Com base nestes mecanismos de ação da vitamina D na resistência à insulina, foi realizado um grande número de ensaios de tratamento para avaliar o efeito da vitamina D na resistência à insulina e, consequentemente, na diabetes tipo II e na síndrome metabólica em seres humanos.

Parildaret al. (2013) estudaram o impacto da suplementação de vitamina D no metabolismo da glicose em pacientes com deficiência de vitamina D com pré-diabetes e relataram que o tratamento de suplementação com vitamina D melhora a resistência à insulina e os parâmetros glicémicos e pode ser uma intervenção promissora para a prevenção primária de síndromes de resistência à insulina.

Talaeiet al. (2013) avaliaram o efeito da suplementação de vitamina D na resistência à insulina em pacientes com diabetes mellitus tipo II e relataram melhorias significativas na glicemia sérica de jejum, insulina e no HOMA-IR e concluíram que a suplementação de vitamina D poderia reduzir a resistência à insulina no diabetes mellitus tipo II.

Uma vez que a hipovitaminose D está correlacionada com a resistência à insulina durante a gravidez, Soheilykhah (2013) efectuou um ensaio clínico aleatório para avaliar os efeitos de diferentes doses de vitamina D na resistência à insulina durante a gravidez e referiu que a suplementação de mulheres grávidas com 50000 UI de vitamina D de 2 em 2 semanas melhorou significativamente a resistência à insulina.

Kelishadiet al. (2014) realizaram um estudo para avaliar o efeito da suplementação de vitamina D na resistência à insulina e relataram que a vitamina D diminui as concentrações séricas de insulina e triglicéridos, bem como o HOMA-IR, concluindo que a vitamina D está inversamente associada à resistência à insulina e a alguns factores de risco cardiometabólico.

Al-Sofianiet al. (2015) relataram que a reposição de vitamina D durante 12 semanas aumentou as concentrações séricas de vitamina D e melhorou a atividade das células β na diabetes tipo II com deficiência de vitamina D, sem alterações significativas na HbA1c ou na sensibilidade à insulina. (2015) referiram que os ensaios aleatórios controlados e os estudos longitudinais não apoiam a noção de que a suplementação com vitamina D pode melhorar a hiperglicemia, a secreção de células beta ou a sensibilidade à insulina em doentes com diabetes tipo II e concluíram que é necessário realizar ensaios em grande escala com um desenho de estudo adequado, uma suplementação óptima de vitamina D e um acompanhamento mais longo.

Santos *et al.* (2017) estudaram o papel da vitamina D na patogénese da resistência à insulina na obesidade e relataram que a suplementação de vitamina D melhora o controlo glicémico tanto por aumentar a captação hepática e periférica de glicose como por promover a secreção de insulina e concluíram que o excesso de tecido adiposo prejudica a sinalização da insulina por inibir a fosforilação do seu recetor, resultando em resistência à insulina que pode ser atenuada pela suplementação de vitamina D.

Tamilselvanet al. (2018) realizaram um estudo para investigar o efeito da vitamina D na regulação geral da expressão do transportador de glicose das células musculares. Os resultados propõem a função antidiabética da vitamina D no GLUT1, GLUT4, receptores de vitamina D e resistência à insulina, melhorando a expressão do gene do recetor.

Benetti *et al.* (2018) avaliaram o efeito da vitamina D na resistência à insulina induzida pela dieta e relataram que a suplementação com vitamina D reduz o peso corporal, melhora a tolerância sistémica à glicose, restaura a sinalização da insulina muscular prejudicada e reverte a miosteatose evocada pela dieta.

Cefaloet al. (2018) relataram que a suplementação de vitamina D, combinada com um programa de perda de peso, melhora significativamente a sensibilidade à insulina em indivíduos saudáveis com obesidade e representa uma abordagem personalizada para indivíduos resistentes à insulina com obesidade.

Materiais e métodos

Animais de laboratório

O estudo foi recomendado pelo Comité Institucional de Ética Animal e subsequentemente aprovado pelo Comité para o Controlo e Supervisão da Experimentação em Animais (CPCSEA), Governo da Índia, Nova Deli, vide n.º 25/17/2019-CPCSEA, datado de 25-09-2019: 25-09-2019. O estudo foi realizado de fevereiro a junho de 2019 numa exploração institucional organizada de ovinos e caprinos, FVSc & AH, SKUAST-K. Quinze ovelhas com paridade variando de 3 a 6 foram selecionadas aleatoriamente e separadas 4 semanas antes da data prevista para o parto. O período de pastoreio foi reduzido gradualmente e as ovelhas foram alimentadas em estábulo e receberam um fornecimento de energia alimentar suficiente para satisfazer as necessidades de manutenção e o crescimento fetal. As ovelhas receberam água ad libitum e uma dieta composta por feno de aveia *ad libitum* e um concentrado disponível no mercado contendo soja, milho, bagaço de mostarda, farinha de noz, farelo de arroz desnatado, melaço, sal e mistura mineral (Quadro 1). O índice de condição corporal (ECC) de todas as ovelhas foi efectuado 4 semanas após a data prevista para o parto, utilizando uma escala de 1 a 5, tal como descrito por Russel et al. (1969). As ovelhas eram homogéneas quanto ao ECC (SVD: 2,72 ± 0,22 e ISVD, 2-651 ± 0,19) no início do estudo (4 semanas antes do parto)

Conceção do estudo

Às 4 semanas antes do parto, foram colhidas amostras de sangue de todas as ovelhas para a determinação dos níveis de vitamina D (25VitD) e, consequentemente, as ovelhas foram divididas em dois grupos: ovelhas com níveis suficientes de 25VitD (75-150nmol/L) (SVD, n=9) e ovelhas com níveis insuficientes de 25VitD (25-75nmol/L) (ISVD, n=6) (Zhou et al., 2019).

A sensibilidade periférica à insulina e a resposta pancreática à insulina 4 semanas antes do parto foram determinadas com o teste modificado de tolerância à glicose intravenosa com amostragem frequente (mFSIGT) (Duehlmeier et al., 2013b). A colheita de sangue nas 4 semanas anteriores ao parto foi efectuada para a estimativa de 25vitD e dos níveis basais de glicose, frutosamina, ácidos gordos não esterificados (NEFA), ácido beta-hidroxibutírico (β-BHB), insulina, cálcio, fósforo, magnésio, capacidade antioxidante total (TAC) e estado oxidante total (TOS). A resposta da glucose e da insulina durante o mFSIGT foi utilizada para o cálculo dos índices de glucose e de insulina. Foram efectuadas outras colheitas de amostras nas 2 semanas anteriores ao parto e no parto, por punção venosa jugular, para estimar apenas os metabolitos relacionados com a energia, a frutosamina, os NEFA e o β-HBA, a fim de determinar qualquer associação entre o nível de 25vitD e a ocorrência de toxemia da gravidez.

Teste de tolerância à glucose intravenosa com amostragem frequente modificado

Após jejum noturno, foi introduzida uma cânula de demora na veia safena/cefálica. Após 30 minutos de repouso, foi administrada uma solução estéril de glucose a 40% a 300 mg/kg de peso corporal no espaço de 1 minuto. 10 e 5 minutos antes da administração da glucose, foram recolhidas amostras de sangue em frascos heparinizados. Estas amostras foram depois agrupadas para determinar os valores de base. Foram recolhidas outras amostras de sangue 5, 10, 15 e 19 minutos após a administração de glucose. Imediatamente após a colheita de sangue de 19th -min, foi administrada insulina (Huminsulin N) a 0,03 UI/kg de peso corporal por via intravenosa e foram colhidas mais amostras de sangue 22, 26, 30, 40, 60, 80, 100, 120, 150 e 180 minutos após a carga de glucose. As amostras de sangue recolhidas foram protegidas da luz solar direta e imediatamente centrifugadas durante 10 minutos a 2000 rpm para recolha de plasma para armazenamento a -20ºC para análise posterior.

Análises bioquímicas

As concentrações de 25VitD no plasma foram determinadas quantitativamente utilizando o kit Calbiotech vitamin D ELISA, que se baseia no método ELISA de fase sólida. As concentrações plasmáticas de glucose foram avaliadas fotometricamente utilizando o método enzimático com a ajuda do kit *Ecoline* GLUCOSE POWDER disponível no mercado (DiaSys). Os níveis de insulina no plasma foram determinados com a ajuda do kit Calbiotech Inc., Insulin ELISA Kit, que se baseia no método ELISA em sanduíche de fase sólida. As concentrações plasmáticas de NEFA foram analisadas pelo método do ponto final enzimático num sistema fotométrico com a ajuda do kit NEFA FS* disponível no mercado (DiaSys). Os níveis de β-HBA no sangue foram quantificados por um medidor portátil de β-HBA (Abbot). O cálcio e o fósforo foram estimados utilizando os kits de ensaio padrão (*Ecoline* DiaSys) com a ajuda de um analisador bioquímico semi-automático (Star 21).

O estado oxidante total (TOS) e a capacidade antioxidante total (TAC) do plasma foram determinados espectrofotometricamente (UV-6100, Shimadzu, Japão) e expressos em μmol H_2 O2 Eq/L (Erel, 2005) e Trolox Eq/L (Erel, 2004), respetivamente. As concentrações plasmáticas de frutosamina foram analisadas espectrofotometricamente pelo método de redução do nitro blue tetrazolium (NBT) (Sahu e Sarkar, 2008) e as concentrações foram expressas em mmol/L.

Cálculo dos índices de glicose e insulina a partir do mFSIGT

A área sob a curva para a glucose ($_{\text{AUCglucose}}$), as taxas de eliminação/apuramento da glucose (K_g) e a primeira fase da secreção de insulina, que inclui os valores de pico da insulina e a $_{\text{AUCinsulina}}$ (0-19), foram calculadas utilizando os níveis de glucose e insulina estimados durante o mFSIGT.

A AUC (área sob a curva) para a glucose e a insulina foi calculada utilizando o método trapezoidal, a saber

$$AUC = 1/2(C_1 + C_0)(t_1 - t_0) + 1/2(C_2 + C_1)(t_2 - t_1) \ldots + 1/2(C_n + C_{n-1})(t_n - t_{n-1}).$$

em que C é a concentração, t é o tempo e o subscrito refere-se à sequência da observação.

O K_g (taxa de eliminação da glucose) foi calculado como o declive do logaritmo natural da glucose entre 5-19 e 19-40 minutos ou pela fórmula:

$$K_g = [\ln(C_1) - \ln(C_2)/t_2 - t_1] \times 100.$$

em que C representa a concentração e t o tempo.

Os níveis máximos de insulina foram estimados a partir do nível mais elevado de concentração de insulina obtido após a administração de glucose.

Análise estatística

Para a análise estatística dos dados, foi utilizado o programa estatístico de ciências sociais (SPSS) para Windows, versão 10.0 (SAS Inst. Inc., Cary, NC, EUA). A normalidade dos dados foi verificada pelo teste de Shapiro-Wilk e os dados paramétricos foram expressos como média e erro padrão e os dados não paramétricos como mediana e intervalo interquartil. Para avaliar as diferenças significativas entre os dois grupos, foi utilizado o teste "t" simples para os dados paramétricos e o teste U de Man-Whitney para os dados não paramétricos. A correlação dos diferentes parâmetros com os níveis de 25vitD foi estimada utilizando a correlação de Pearson ou de Spearman para os dados paramétricos e não paramétricos, respetivamente. Utilizou-se um modelo de regressão logística para avaliar a associação entre a concentração plasmática de 25VitD e o risco de ter SPT duas semanas antes do parto e no parto. A 25VitD foi utilizada como variável de exposição binária, ou seja, dicotomizada em níveis de 75-150nmol/L (SVD) e 25-75nmol/L) (ISVD). Para comparar os dados ao longo do tempo de amostragem, foram utilizadas medidas repetidas utilizando um modelo misto linear generalizado com ovelhas como efeito aleatório. A comparação múltipla com correção de Bonferroni foi utilizada para comparar cada nível do grupo dentro de cada nível de tempo e vice-versa.

Resultados

Das quinze ovelhas, nove tinham níveis de 25vitD de 75-150nmol/L, categorizadas como ovelhas com vitamina D suficiente (SVD) e seis tinham níveis de 25-75nmol/L de 25vitD, categorizadas como ovelhas com vitamina D insuficiente (ISVD) (Fig. 1). Nenhuma das ovelhas tinha uma concentração de 25VitD inferior a 25nmol/L para ser classificada como deficiente em vitamina D.

Concentrações de base das ovelhas na altura do recrutamento (4 semanas antes do parto)

Os níveis basais de glucose plasmática ($p>0,05$) e insulina ($p>0,05$) não diferiram significativamente entre os dois grupos (Tabela 2). Além disso, não houve correlação significativa entre as concentrações de 25vitD e as concentrações basais de glicose ($r=0,362$; $p>0,05$) e insulina ($r= 0,274$; $p>0,05$) (Fig. 5).

Os níveis plasmáticos basais de NEFA e β-HBA não diferiram entre os dois grupos. Os níveis plasmáticos de NEFA e β-HBA foram mais elevados no grupo ISVD em comparação com o SVD, mas esta diferença não foi significativa devido à grande variação inter-individual (Fig. 2a e 3a). Foi observada uma correlação negativa significativa entre os níveis de 25vitD e as concentrações de NEFA ($r= -0,638$, $p<0,05$), mas não foi observada uma correlação significativa entre os níveis de 25vitD e β-HBA ($r= -0,330$, $p>0,05$) (Fig. 5). Não foi observada diferença significativa na frutoseamina entre os dois grupos; no entanto, foi observada uma forte correlação positiva entre os níveis de 25vitD e de frutoseamina no momento do recrutamento (Fig. 4a e 5). Os níveis de TAC diferiram significativamente entre os dois grupos; no entanto, não foi observada qualquer diferença significativa no nível de TOS (Tabela 2). Os TOS apresentaram uma forte correlação negativa com os níveis de 25vitD, ao passo que foi observada uma forte correlação positiva entre os níveis de 25vitD e de TAC (Fig. 5). Os níveis de cálcio e fósforo também não diferiram significativamente entre os dois grupos, no entanto, a 25vitD teve uma correlação positiva com o cálcio ($r=0,787$; $P<0,05$) (Tabela 2 e Fig. 5).

Concentrações pós-carga de glicose:

Concentrações de glucose no plasma

A eliminação de glicose durante o mFSIGT em dois grupos é mostrada na Fig. 6 e na Tabela 2. A eliminação de glucose antes e depois da carga de insulina não diferiu entre os dois grupos, como indicado por uma $_{AUCglucose}$ não significativa (0-180) entre os dois grupos. Não foi observada diferença significativa na $_{AUCglicose}$ (0-19) e na $_{AUCglicose}$ (19-180) entre os dois grupos ($P> 0,05$). Não foi observada correlação significativa da $_{AUCglicose}$ (0-180), $_{AUCglicose}$ (0-19) e $_{AUCglicose}$ (19-180) com os níveis de 25vitD (Tabela 2). As taxas de eliminação da glucose (K_g) foram avaliadas entre 5-19 minutos e 22-40 minutos. Foram observadas taxas de eliminação baixas nas ovelhas ISVD, conforme indicado pelos valores baixos de K_g (5-19) min e K_g (22-40) min; no entanto, esta diferença não foi estatisticamente significativa. Além disso, não foi observada uma correlação significativa entre os níveis de 25vitD e as taxas de eliminação de glucose, a saber K_g (5-19) e K_g (22-40) (Fig. 5).

Concentração de insulina no plasma

As concentrações plasmáticas de insulina durante o mFSIGT em ambos os grupos são apresentadas na Figura 7. Após a carga de glucose, as concentrações de insulina aumentaram em todas as ovelhas e atingiram os níveis máximos aos 15 minutos após a carga de glucose; contudo, em algumas ovelhas, este pico foi atingido aos 10 minutos ou 19 minutos após a carga de glucose. Os níveis de pico de insulina foram 2 a 7 vezes superiores aos valores de insulina de base, o que lhe confere uma elevada variação inter-individual. A $_{AUCinsulina}$ (0-19) foi baixa nas ovelhas ISVD em comparação com as VSD, mas esta diferença não foi significativa, devido à grande variação inter-individual (Quadro 2). Além disso, a correlação da 25vitD com os níveis máximos de insulina (r= -0,145) e a $_{AUCinsulina}$(0-19) (r= 0,110) não foi significativa (Fig. 5).

Valor preditivo da vitamina D para a ocorrência de SPT

Às 2 semanas antes do parto, foi observada uma diferença significativa nos níveis de frutosamina (p<0,05), β-HBA (P<0,05) e NEFA (P<0,05) entre os dois grupos, no entanto, ao parto, os níveis de β-HBA não diferiram entre os dois grupos, mas os níveis de frutosamina e NEFA (P<0,05) foram significativamente diferentes, com menos frutosamina e mais NEFA nas ovelhas com ISVD. Tomando 0,8 mmol/L de β-HBA como limite de corte para PT subclínica, foi calculada a razão de odd e observou-se que as ovelhas com ISVD tinham mais probabilidades (OD 16,00; p<0,05) de desenvolver PT subclínica 2 semanas antes do parto e, no parto, as ovelhas com ISVD tinham 10 vezes mais probabilidades (OD 10; p>0,05) de desenvolver PT subclínica (Tabela 2).

Quadro 1: Análise química aproximada da mistura de concentrado e composição da mistura mineral suplementada fornecida às ovelhas

Composição dos alimentos para animais	
Composição	**Percentagem (%)**
Matéria seca (MS)	89
Fibra bruta	12 % MS
Proteína bruta	20 % DE MS
Extrato de éter	3 % MS
Cinzas	4 % MS
Composição da Mistura Mineral (Quantidade em Kg)	
Cobre	2000mg

Iodo	325mg
Cobalto	200mg
Ferro	1500mg
Manganês	1500mg
Potássio	100mg
Magnésio	6000mg
Sódio	5,9 mg
Zinco	15mg
Enxofre	0.72%
Fósforo	12.75%
Cálcio	25%
Vitamina E	700000IU
Vitamina D	250mg
Vitamina A	70000IU

Quadro 2: Concertação de diferentes parâmetros bioquímicos em ovelhas com concentração suficiente ou insuficiente de 25vitD no recrutamento (-4 semanas antes do parto)

Parâmetros	**SVD**	**ISVD**	Valor de p
Glicose (mg/dl)	44.14 (39.74-48.40)	38.68(37.88-43.20)	0.09
Insulina (uIU/ml)	3.55 (2.87-4.27)	3.61(2.79-4.64)	0.95
TAS (Trolox equivalente/L)	0.608 (0.408-0.65)	0.391 (0.22-0.516)	**0.031**
TOS (µmol H_2O_2 Eqiv. /L)	57.70(3.21)	61.71(3.71)	0.39
Cálcio (mg/dl)	8.78 (0.52)	7.71(0.58)	0.13
Fósforo (mg/dl)	6.01 (6.11-7.24)	5.85(4.61-6.59)	0.11

mFSIGT (Glucose)			
AUC (0-180) (mmol/L/180 min)	663.80 (611.03-753.86)	707.53(652.05-762.98)	0.86
AUC (0-19) (mmol/L/19 min)	78.97 (73.25-92.14)	81.73 (74.70-86.92)	0.71
AUC (19-180) (mmol/L/158 min)	583.53(538.36-651.79)	625.62(573.81-685.56)	0.42
Kg (5-19) (%/min)	1.17(1.02-1.31)	0.96 (0.79-1.09)	0.22
Kg (19-40) (%/min)	1.077(0.91-1.24)	1.023(0.96-1.11)	0.87
mFSIGT (Insulina)			
Pico de insulina (I_P) (μIU/ml)	12.09 (0.97)	11.39 (0.68)	0.31
AUC_I (0-19) (μIU/ml/19 min)	142.2(136.94-155.34)	104.62(100.84-123.36)	0.56

Quadro 3 Associação da concentração de 25vitD no recrutamento (-4 semanas antes do parto) com a ocorrência de SPT.

Tempo de avaliação	Grupos	% de casos de PT	Rácio de probabilidade	Intervalo de confiança de 95%	Valor de p
2 semanas	SVD	11.11%	1.00		
Pré-abate	ISVD	66.66%	16.00	1.0928-234.2594	0.042
Borrego	SVD	22.22%	1.00		
	ISVD	83.33%	10.00	0.7765-128.7809	0.077

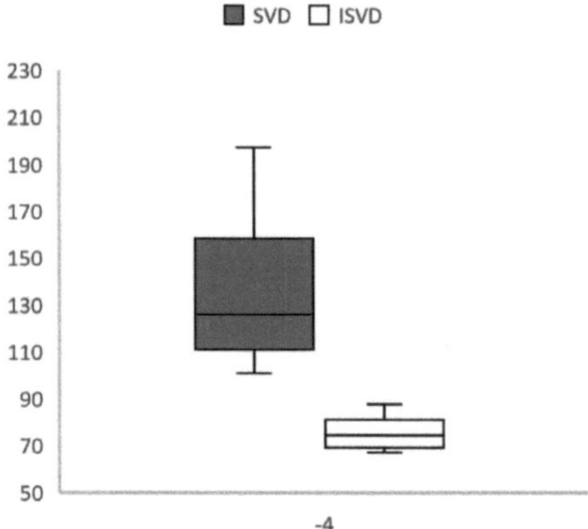

Fig. 1. Concentração de 25VitD nas ovelhas aquando do recrutamento (-4 (4 semanas antes do parto))

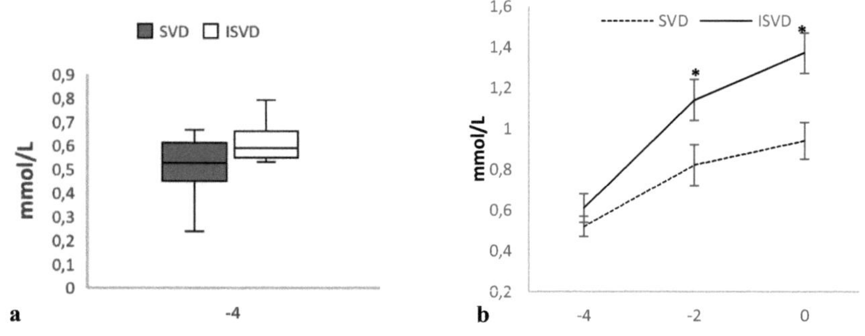

Fig 2 (a) Níveis de NEFA na altura do recrutamento (4 semanas antes do parto). (b) Nível de NEFA em -4 (4 semanas antes do parto, -2 (2 semanas antes do parto) e 0 (no parto) em ovelhas SVD e ISVD.
* significativo (p<0,05)

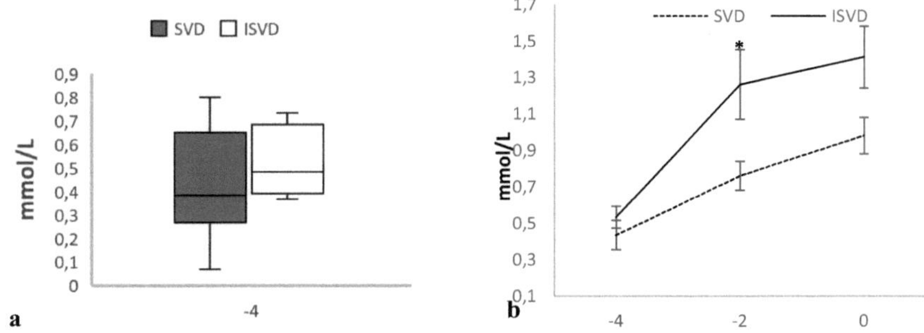

Fig 3 (a) Níveis de β-HBA na altura do recrutamento (4 semanas antes do parto). (b) Nível de β-HBA a -4 (4 semanas antes do parto, -2 (2 semanas antes do parto) e 0 (no parto) em ovelhas SVD e ISVD.

* significativo (p<0,05)

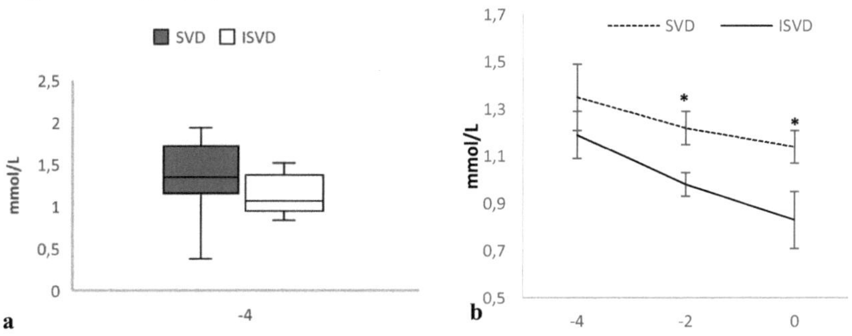

Fig 4. (a) Níveis de frutosamina na altura do recrutamento (4 semanas antes do parto). (b) Níveis de frutosamina a -4 (4 semanas antes do parto, -2 (2 semanas antes do parto) e 0 (no parto) em ovelhas SVD e ISVD.

* significativo (p<0,05)

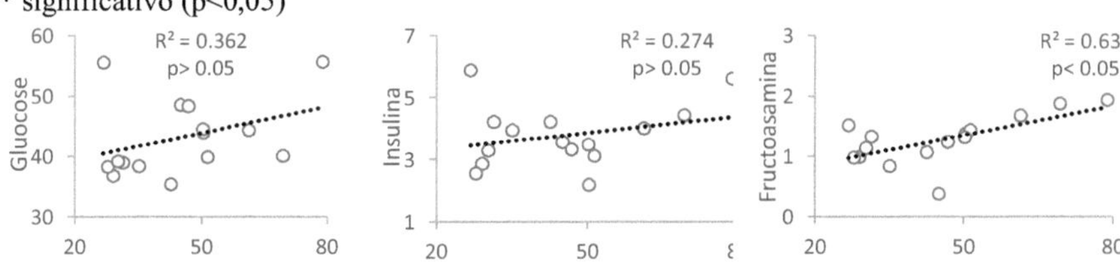

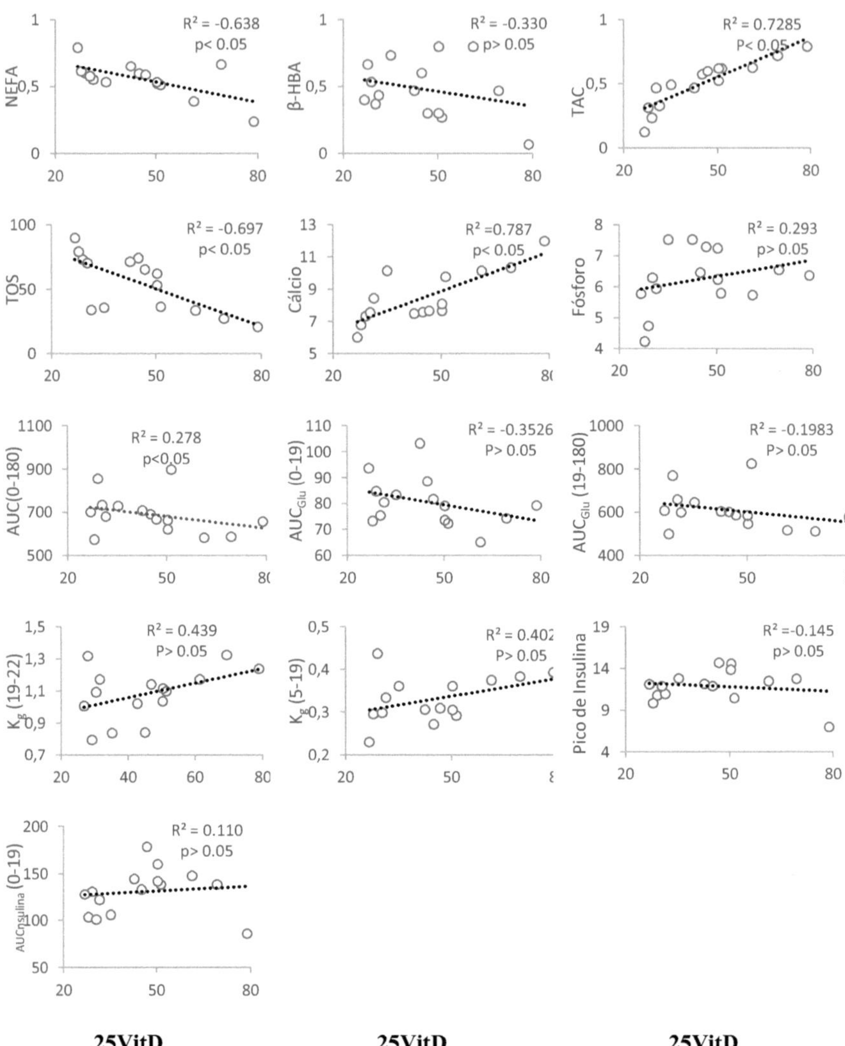

Fig 5 Correlação de 25vitD com diferentes parâmetros

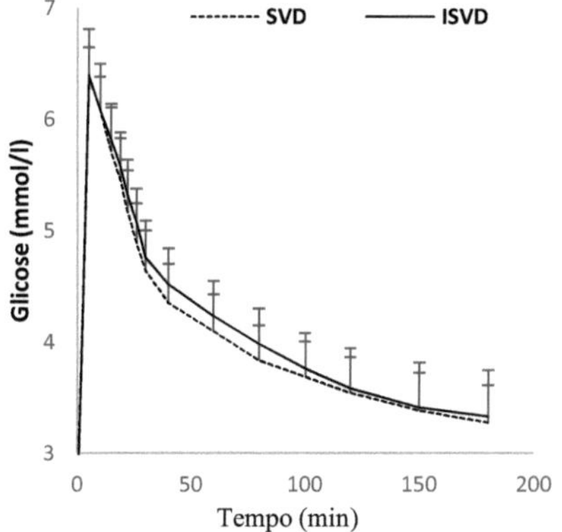

Fig 6 Concentrações plasmáticas médias (±SE) de glucose entre os dois grupos durante o teste de tolerância à glucose intravenosa por amostragem frequente modificado (mFSIGT)

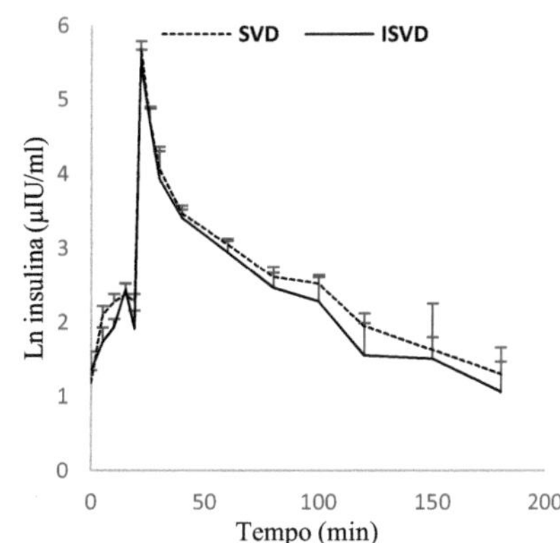

Fig 7 Concentrações médias (±SE) de insulina plasmática entre os dois grupos durante o teste de tolerância à glucose intravenosa por amostragem frequente modificado (mFSIGT)

Discussão

É um facto bem conhecido que a maior parte da vitamina D necessária ao organismo é fornecida pelo efeito direto da luz solar sobre a pele. Apesar da abundância de luz solar, a deficiência de vitamina D é altamente prevalente em animais e seres humanos (Santos et al., 2017) e é considerada um dos principais problemas de saúde pública que afecta mais de 90% da população (Mithal et al., 2009).

Na maioria das espécies, os níveis normais de vitamina D (25vitD) variam entre 75-150 nmol/L. Os níveis que variam entre 25 e 75 nmol/L são considerados insuficientes e os níveis inferiores a 25 nmol/L são considerados deficientes em vitamina D, tendo efeitos negativos sobre a função variada da vitamina D (Norman, 2011; Weber et al., 2014; Nelson et al., 2016a). No presente estudo, as ovelhas foram alojadas principalmente no interior devido à baixa temperatura atmosférica e tiveram pouca exposição à luz solar, exceto na altura de beber e fazer exercício. Esta poderia ter sido a razão para a insuficiência de 25vitD em algumas das ovelhas, no entanto, nenhuma das ovelhas foi considerada deficiente em 25vitD. Isto contrasta com a população humana, em que a maioria das pessoas apresenta uma deficiência de vitamina D, particularmente durante os meses de inverno (Virtanen et al., 2011; Wierzejska et al., 2017). A síntese cutânea de vitamina D_3 diminui durante os meses de inverno, no entanto, uma quantidade significativa de vitamina D_2 é normalmente obtida através do feno curado ao sol que é fornecido aos animais durante os Invernos (Nelson et al., 2016b). Está bem estabelecido que os sinais clínicos de deficiência de vitamina D podem ser evitados através da alimentação com feno de alta qualidade ou da criação ao ar livre (Nelson et al., 2016b) e, no presente estudo, foi oferecido às ovelhas feno de aveia seco ao sol adlibitum, para compensar os baixos níveis de vitamina D que se poderiam esperar devido aos meses de inverno e à queda dos níveis de vitamina D para um intervalo de deficiência de vitamina D.

A vitamina D é bem conhecida pelo seu papel na regulação do metabolismo do cálcio e na promoção da transcrição de genes, no entanto, a literatura atual sobre o efeito da 25vitD na regulação do equilíbrio oxidante-antioxidante em ruminantes pela vitamina D é ainda limitada (Strickland et al., 2021). Foi observada uma diferença significativa no TAC entre os dois grupos e a 25vitD foi positivamente correlacionada com os níveis de TAC. Poucos estudos avaliaram o papel da vitamina D no stress oxidativo em bovinos (Kweh et al., 2021; Strickland et al., 2021), mas, tanto quanto é do conhecimento do autor, não existem estudos que avaliem a associação entre a 25vitD e o stress oxidativo em ovinos. Zare-Mirzaie et al. (2018) relataram uma associação significativa entre os níveis de vitamina D e TAC em pessoas diabéticas e Sepidarkish et al., 2019 relataram um aumento significativo no TAC sérico após a suplementação de vitamina D em humanos. Strickland et al. (2021) registaram uma associação significativa entre a vitamina D e o potencial antioxidante nas vacas leiteiras periparturientes e Kweh et al. (2021) registaram um aumento significativo do potencial oxidante das células imunitárias após a suplementação pré-parto com vitamina D em vacas leiteiras. Este efeito anti-oxidante da vitamina D limita o grau de stress oxidativo e os danos subsequentes nos tecidos que podem ocorrer devido a um insulto inflamatório aos animais durante o período periparto (Kweh et al., 2021). A vitamina D afeta os níveis de TAC regulando a expressão do gene Nrf2 que controla várias enzimas desintoxicantes e antioxidantes, que são os principais determinantes da capacidade antioxidante (Sepidarkish et al., 2019). A vitamina D também regula o stress oxidativo através dos seus receptores (VDRs), que desempenham um papel importante na redução do stress oxidativo e dos danos no ADN (Kallay et al., 2002). Embora a 25vitD tenha tido uma correlação negativa significativa com os níveis de TOS, não conseguimos encontrar nenhuma diferença significativa nos níveis de TOS entre os dois grupos. Chen et al. (2018) relataram que a deficiência de vitamina D aumenta a produção de espécies reativas de oxigênio (ROS) e a suplementação de vitamina D não aumenta os níveis de TAC no sujeito deficiente em vitamina D (Sepidarkish et al., 2019). Uma vez que no nosso estudo nenhuma das ovelhas era deficiente em 25vitD, esta pode ser uma das razões para a diferença não significativa nos níveis de TOS entre os dois grupos. Nossos resultados indicam que a vitamina D tem um papel na regulação do equilíbrio redox em ovinos e precisa de mais investigações.

A vitamina D tem sido associada a doenças como diabetes tipo 2, doenças cardiovasculares e síndrome metabólica em humanos e sua suplementação demonstrou diminuir os níveis de glicose no sangue e HbA1c em pacientes diabéticos (Grant e Peiris, 2010, Hu et al., 2019; Cojic et al., 2021). Os estudos realizados em humanos apoiam uma associação entre o status da vitamina D, o metabolismo energético e a RI, no entanto, esta área ainda não foi explorada e estudada em ruminantes. No presente estudo, observámos que o estado de 25vitD não tem correlação com a glicose basal ou a insulina basal e os níveis de dois metabolitos não diferiram entre os dois grupos. A maioria dos estudos que avaliam o efeito ou a associação da vitamina D com o metabolismo energético em ruminantes foi efectuada sobretudo em bovinos e nenhum estudo deste tipo foi realizado em ovinos até à data. Silva et al. (2022) referiram que a suplementação com $25(OH)D_3$ aumenta os níveis plasmáticos de glucose, mas não tem qualquer efeito nos níveis de insulina em vacas leiteiras; no entanto, Hassanabadi et al. (2022) referiram um aumento da insulina e uma diminuição da glucose com a injeção de vitamina D_3 . Ao comparar o nosso estudo com estudos em humanos, verificámos que o nosso estudo contrasta com a maioria dos estudos relatados, em que se registou um aumento dos níveis de glicose em jejum e dos níveis de insulina (Santos et al., 2017) com baixos níveis de vitamina D. Forouhi et al. (2016) relataram uma correlação negativa significativa das concentrações de glicose e insulina com a vitamina D, no entanto Dalgard et al. (2011) relataram que não havia correlação significativa entre a glicose em jejum e os níveis de vitamina D. A diferença poderia ser explicada com base no metabolismo diferente, especialmente o metabolismo da glucose, entre as duas espécies.

A estimativa da glucose é um instrumento útil para avaliar o estado metabólico e o estado geral da saúde animal, mas a sua medição está sujeita a alterações rápidas e frequentes - dependendo de factores alimentares, diurnos e individuais. Isto poderia explicar a diferença não significativa nos níveis de glucose entre os dois grupos e a ausência de associação da 25vitD com a glucose no presente estudo. A medição dos produtos de glicação das proteínas no sangue, como a frutosamina, é considerada um indicador de glicémia nos animais (Iqbal et al., 2022; Ji et al., 2023). No presente estudo, a concentração de frutosamina não diferiu significativamente entre os dois grupos, mas foi observada uma forte correlação positiva com a concentração de 25vitD. A concentração de frutosamina depende da concentração média de glucose no sangue durante as duas semanas anteriores e da semi-vida das proteínas do sangue, (Hasanabadi et al., 2019, Iqbal et al., 2022). Embora nenhum estudo tenha sido realizado sobre vitamina D e frutosamina, Silva et al. (2022) relataram que a suplementação com $25(OH)D_3$ tendeu a aumentar a ingestão de matéria seca (DMI), resultando no aumento da concentração de glicose no plasma. A associação positiva entre a 25vitD e a fructosamina pode ser atribuída ao efeito da vitamina D na DMI e nas concentrações de glucose, que se reflectiu apenas na medição a longo prazo da glucose (fructosamina) e não na medição momentânea da glucose. Hasanabadi et al. (2019) referiram que os níveis plasmáticos de frutosamina poderiam ser potencialmente utilizados na avaliação do grau de balanço energético negativo (NEB) em animais.

Durante as últimas 6 semanas de gestação, o feto cresce exponencialmente, aumentando as necessidades energéticas da ovelha e o estado de NEB ocorre se as reservas energéticas das ovelhas gestantes não forem satisfeitas. A glucose é o combustível metabólico primário para a mãe e a principal fonte de energia para o feto, no entanto, devido à sua regulação homeostática apertada, continua a ser um indicador insensível do estado energético (Rayan et al., 2019; Singh et al., 2022a). A monitorização do estado energético de ovelhas gestantes através da medição da concentração sérica de NEFA e β-HBA é considerada uma técnica alternativa e útil (Iqbal et al., 2022, Singh et al., 2022a, b). No presente estudo, a 25vitD teve uma correlação negativa com os níveis de NEFA, no entanto, os níveis de NEFA entre os dois grupos não diferiram significativamente. Silva et al. (2022) relataram uma diminuição significativa na concentração de NEFA em vacas leiteiras após a suplementação com 25(OH)D_3 , o que se deveu principalmente ao aumento correspondente nos níveis de glicose. Durante o NEB, os NEFA libertados após a mobilização são extraídos pelo fígado e são completamente oxidados em dióxido de carbono e água ou esterificados em triglicéridos ou incompletamente oxidados em corpos cetónicos, especialmente β-HBA (Singh et al 2022a). No presente estudo, nenhuma diferença significativa foi observada nos níveis de β-HBA entre os dois grupos e 25vitD não teve correlação com os níveis de β-HBA. Mccarthy et al. (2015) relataram uma correlação fraca entre os níveis de NEFA e β-HBA, o que poderia ter sido a razão pela qual 25vitD mostrou associação negativa com NEFA e não com β-HBA. Silva et al. (2022) observaram que a suplementação com 25(OH)D_3 em vacas leiteiras não tem efeito sobre os níveis plasmáticos de β-HBA. Semelhante aos nossos resultados, Kaya e Batmez (2022) relataram correlação negativa entre NEFA e vitamina D em vacas leiteiras, no entanto, nenhuma diferença foi observada nos níveis de β-HBA entre os grupos após o tratamento com vitamina D. Hassanabadi et al. (2022) relataram uma redução significativa nos níveis de NEFA e β-HBA após o tratamento com vitamina D em vacas leiteiras, indicando a forte associação entre a vitamina D e o status energético. Em contraste com o nosso estudo, Rodney et al. (2019) determinaram que o calcidiol, um precursor da vitamina D, está positivamente associado à concentração de β-HBA.

Durante o último mês de gestação, o DMI das ovelhas diminui substancialmente, principalmente devido a alterações hormonais e ao espaço ocupado pelo útero. Este facto também foi evidente no nosso estudo, em que observámos uma diminuição da concentração de frutosamina no último mês de gestação, com uma diminuição mais acentuada nas ovelhas com ISVD nas 2 semanas antes do parto e no parto, o que resultou numa diferença significativa dos níveis de frutosamina entre os dois grupos. O decréscimo significativo de frutosamina nas ovelhas ISVD em comparação com as SVD implica que elas estavam num estado mais NEB. Isso resulta em concentrações elevadas de NEFA, como observado no presente estudo, com significativamente mais NEFA em 2 semanas antes do parto e no parto em ovelhas ISVD em comparação com ovelhas SVD. A capacidade do fígado de oxidar NEFA deve ser sobrecarregada para resultar na produção substancial de β-HBA e, no presente estudo, à medida que o NEFA começou a aumentar e diferir significativamente entre os dois grupos, observamos um aumento correspondente em β-HBA e uma diferença significativa em β-HBA entre os dois grupos, com significativamente mais β-HBA em ISVD às 2 semanas pré-parto em comparação com ovelhas SVD. Tomando 0,8 β-HBA como limite de corte, observámos que as ovelhas com ISVD tinham 16 vezes mais probabilidades de desenvolver PT subclínica 2 semanas antes do parto e, no parto, as probabilidades de desenvolver SPT nestas ovelhas eram 10 vezes mais em comparação com as com SVD. A relação entre a vitamina D e o metabolismo também foi relatada por muitos estudos (Martinez et al., 2014; 2018; Rodney et al., 2019; Wisnieski et al., 2020) e foi relatado que o desequilíbrio nos níveis de vitamina D pode predispor o gado leiteiro a diferentes doenças metabólicas como a cetose (Wisnieski et al., 2020).

Foi relatado que a ação da vitamina D está envolvida na regulação da adipogénese (Szymczak-Pajor e Sliwincki, 2019). Uma cascata de interações entre muitas moléculas de sinalização está envolvida na adipogénese e os principais componentes da via de sinalização da adipogénese são as proteínas de ligação do potenciador CCAAT (C/EBP) e o recetor gama ativado por proliferador de peroxissoma (PPARϒ) (Dix et al., 2018) e a vitamina D suprime a adipogénese por inibição destes (C/EBP e PPARc). Assim, a hipovitaminose D promove a lipólise, resultando em aumento da concentração plasmática de NEFA. Além disso, a vitamina D desempenha um papel importante na homeostase energética através da regulação da formação de leptina e verificou-se que inibe a secreção de leptina pelo tecido adiposo (Wasiluk et al., 2012). A leptina libertada pelo tecido adiposo regula o metabolismo lipídico através da inibição da lipogénese e da estimulação da lipólise (Havel, 2004; Chilliard et al., 2005) e actua no hipotálamo, resultando na redução do apetite (Morrison, 2009; Fruhwürth et al., 2018). Assim, as ovelhas ISVD podem ter baixos níveis de leptina (não estimados no presente estudo), resultando em uma diminuição do DMI. Isso resulta no aumento do gasto de energia pela mobilização de reservas lipídicas e, portanto, no aumento da concentração de NEFA no sangue. O aumento da concentração de NEFA resultará na produção de mais corpos cetónicos (β-HBA), aumentando assim as hipóteses de desenvolvimento de PT nas ovelhas. No entanto, este estudo contrasta com outros estudos realizados em gado leiteiro, onde relataram associação positiva entre β-HBA e vitamina D. Vieira-Neto et al. (2017) administraram calcitriol a vacas leiteiras após o parto e não relataram nenhuma diferença no NEFA e glicose entre os grupos, embora as vacas do grupo de tratamento tivessem níveis ligeiramente mais elevados de β-HBA. Wisnieski et al. (2020) relataram que o gado leiteiro com alta vitamina D tem mais cetonas urinárias e, portanto, mais propenso à ocorrência de cetose clínica e subclínica. Referiram que o aumento do nível de cetonas na urina ou no sangue é um mecanismo compensatório destinado a fornecer mais energia aos tecidos periféricos durante períodos de elevada procura de glucose e que a vitamina D ajuda a regular essa procura. Atualmente, os autores não conseguem explicar esta diferença entre as duas espécies e sugerem a realização de mais estudos, em especial para investigar o mecanismo subjacente às relações entre os níveis de 25vitD e a ocorrência de SPT em ovelhas.

No presente estudo não foi observada diferença significativa nos níveis de fósforo e cálcio entre os dois grupos, porém a 25vitD apresentou correlação positiva com o nível de cálcio. O cálcio tem sido considerado um importante mineral que desempenha um papel no metabolismo energético (Ribeiro et al., 2013). Reinhardt et al. (2011) relataram que as vacas normocalcémicas tinham melhor balanço energético do que as vacas hipocalcémicas e Martinez et al. (2014) relataram que, na hipocalcemia, há um aumento do nível de NEFA e β-HBA, indicando o papel do cálcio no metabolismo energético. Além disso, foi demonstrado que a vitamina D aumenta a secreção de insulina ao afetar a concentração de cálcio intracelular nas células β pancreáticas (Borges et al., 2011). A diferença não significativa nos níveis de cálcio entre os dois grupos pode, possivelmente, ser a razão pela qual não observámos qualquer diferença significativa nos níveis de insulina e no metabolismo energético entre os dois grupos no momento da exigência (4 semanas antes do parto).

Para avaliar a associação da 25vitD na sensibilidade à insulina e na capacidade de resposta à insulina, foi efectuado o mFSIGT e estimada a AUC para a glicose e a insulina, a taxa de eliminação da glicose e os níveis máximos de insulina. Hassanabadi, et al. (2022) mediram a RI em vacas leiteiras utilizando o índice de RI substituto ($RQUICKI_{BHB}$) e referiram que a suplementação com vitamina D resulta numa diminuição da RI. A vitamina D desempenha um papel importante na regulação da absorção periférica de glucose e na promoção da secreção de insulina pelo pâncreas (Yaribeygi et al., 2020). Liga-se diretamente aos VDR's presentes nas células β pancreáticas, promove a entrada de cálcio nestas células e estimula a secreção da hormona (Huang et al., 2023; Wu et al., 2023). A vitamina D também regula a captação de glicose no tecido periférico (músculos e tecido adiposo), activando diretamente a transcrição dos genes dos receptores de insulina e aumentando a expressão dos receptores de insulina (Peterson et al., 2014) e regulando positivamente a expressão do transportador de glicose 4 (GLUT-4), um dos principais transportadores de glicose no tecido periférico (Alkharfy et al., 2013).

No presente estudo, não foram observadas diferenças significativas em nenhum dos parâmetros derivados da glucose e da insulina entre os dois grupos e a 25vitD não teve associação com nenhum destes parâmetros. Não existe muita literatura disponível sobre a RI e a vitamina D em ruminantes e, embora o mecanismo da RI em ruminantes seja diferente do dos humanos, cães e gatos (Dandona et al., 2004), existem ainda algumas semelhanças (De Koster & Opsomer, 2013), o que nos permite comparar os nossos resultados com estudos em humanos. Os nossos resultados estão de acordo com muitas meta-análises em estudos em humanos, que não relataram nenhum efeito ou, pelo menos, um efeito inconclusivo da vitamina D na RI (Abboud et al., 2013). O único estudo efectuado em ruminantes é o de Hassanabadi et al. (2022), que é contraditório com os nossos resultados. Eles usaram índices substitutos ($RQUICKI_{BHB}$) para avaliar a RI em vacas leiteiras após a suplementação de vitamina D e foi visto que os índices substitutos são marcadores insensíveis de RI em ruminantes (Alves-Nores et al., 2017).

A possível explicação para a ausência de correlação entre a 25vitD e qualquer um dos parâmetros da RI pode ser explicada pelo facto de a vitamina D exercer o seu efeito na resposta à insulina e na sensibilidade à insulina através do cálcio (Harinarayan, 2014) e de os níveis de cálcio em ambos os grupos em estudo se encontrarem dentro dos limites normais. Além disso, a vitamina D influencia a regulação do cálcio intracelular e extracelular, que é essencial na mediação do transporte de glicose nos tecidos-alvo (Harinarayan, 2014; El-Sayed et al., 2015), afectando assim a sensibilidade à insulina dos tecidos periféricos. Norman et al. (1980) relataram que o pâncreas isolado de ratos deficientes em vitamina D hipercalcémica responde a uma perfusão de glicose através de uma secreção de insulina muito menor do que os controlos repletos de vitamina D, apesar da concentração semelhante no meio de perfusão, indicando que o cálcio, juntamente com a vitamina D, desempenha um papel importante na capacidade de resposta à insulina. Heshmat et al. (2012) relataram que, para melhorar a RI, é necessária uma combinação de cálcio e vitamina D. A meta-análise de vários estudos observacionais e de intervenção demonstrou que uma terapia combinada é mais útil para obter um metabolismo ótimo da glicose (Pittas et al., 2007). Assim, a ausência de associação observada entre a 25vitD e os parâmetros derivados da glucose e da insulina entre os dois grupos pode ser atribuída aos níveis normais de cálcio em ambos os grupos.

Além disso, a RI em ruminantes é um fenómeno fisiológico normal no final da gestação e no início da lactação (Hayirli, 2006), o que pode ter mascarado qualquer efeito real da vitamina D na sensibilidade à insulina e na capacidade de resposta à insulina no presente estudo. Tanto quanto sabemos, este é o primeiro estudo deste tipo realizado em ovinos e, atualmente, não podemos excluir que a vitamina D possa ter algum efeito agudo, não genómico, na sensibilidade à insulina e na função das células β pancreáticas que possa ter desaparecido e, por conseguinte, não ter sido detectado pelo nosso desenho de estudo. A principal limitação do estudo foi um número menor de animais no grupo ISVD e, portanto, o estudo tem baixo poder para detetar um efeito potencial apenas nesse sujeito. Além disso, nenhum dos animais do nosso estudo era efetivamente deficiente em 25vitD, que é essencial para determinar a associação entre marcadores do balanço energético e RI.

Conclusões

O presente estudo concluiu que a vitamina D desempenha um papel na regulação do equilíbrio redox em ovelhas prenhes. Embora a vitamina D tenha uma boa capacidade de previsão da toxemia subclínica da gravidez, não observámos qualquer associação da vitamina D com a RI em ovelhas gestantes. Os nossos resultados indicam que é necessário compreender melhor a forma como a vitamina D afecta a RI e o metabolismo energético. Além disso, são necessários estudos em maior escala para detetar o estado da vitamina D em ovelhas gestantes, a sua importância no metabolismo das ovelhas gestantes e a diferença e semelhança de ação da vitamina D em ovelhas e bovinos. No entanto, estes resultados podem ser tidos em consideração para melhorar a dieta e as estratégias de maneio das ovelhas gestantes e estabelecer uma base para a possível utilização da vitamina D como marcador precoce da toxemia da gravidez e do seu maneio adequado.

Referências

Abboud , M., Rizk, R., Haidar, S., Mahboub, N., Papandreou, D., 2023. Associação entre Vitamina D sérica e Síndrome Metabólica numa amostra de adultos no Líbano. Nutrients 15(5), 1129. https://doi.org/10.3390/nu15051129.

Alkharfy, K.M., Al-Daghri, N.M., Yakout, S.M., Hussain, T., Mohammed, A.K., Krishnaswamy, S., 2013. Influência do tratamento com vitamina D na regulação transcricional de genes sensíveis à insulina. Metabolic Syndrome and Related Disorders 11(4), 283-8. https://doi.org/met.2012.0068.

Al-Sofiani, M.E., Jammah, A., Racz, M., Khawaja, R.A., Hasanato, R., El-Fawal, H.A., Mousa, S.A. e Mason, D.L. 2015. Efeito da suplementação de vitamina D no controle da glicose e na resposta inflamatória no diabetes tipo II: um ensaio clínico duplo-cego e randomizado. *Jornal Internacional de Endocrinologia e Metabolismo* **13**(1): e22604.

Alvarez, J.A. e Ashraf, A. 2010. Papel da vitamina D na secreção de insulina e sensibilidade à insulina para a homeostase da glicose. *Jornal Internacional de* **Endocrinologia2010**: 351-385.

Alves-Nores , V., Castillo, C., Hernandez, J., Abuelo, A., 2017. Comparação de índices substitutos para a sensibilidade à insulina com parâmetros do teste de tolerância à glicose intravenosa em bovinos leiteiros no início da lactação. Domestic Animal Endocrinology 61, 48-53. https://doi.org/10.1016/j.domaniend.2017.06.003.

Aparna, P., Muthathal, S., Nongkynrih, B., Gupta, S.K., 2018. Deficiência de vitamina D na Índia. Journal of Family Medicine and Primary Care 7(2), 324. https://doi.org/10.4103/jfmpc.jfmpc_78_18.

Benetti, E., Mastrocola, R., Chiazza, F., Nigro, D., D'Antona, G., Bordano, V., Fantozzi, R., Aragno, M., Collino, M., Minetto, M.A., 2018. Efeitos da vitamina D na resistência à insulina e miosteatose em ratos obesos induzidos por dieta. PLoS ONE 13(1), e0189707. https://doi.org/10.1371/journal.pone.0189707.

Borges, M.C., Martini, L.A., Rogero, M.M., 2011. Perspectivas actuais sobre a vitamina D, sistema imunitário e doenças crónicas. Nutrition 27(4), 399-404. https://doi.org/10.1016/j.nut.2010.07.022.

Bland, R., Markovic, D., Hills, C.E., Hughes, S.V., Chan, S.L., Squires, P.E. e Hewison, M. 2004. Expressão de 25-hidroxivitamina D3-1α-hidroxilase em ilhotas pancreáticas. *The Journal of Steroid Biochemistry and Molecular* **Biology89-90**(1-5): 121-125.

Borissova, A.M., Tankova, T., Kirilov, G., Dakovska, L. e Kovacheva, R. 2003. The effectf vitamin D3 on insulin secretion and peripheral insulin sensitivity in type 2 diabetic patients. *International Journal of Clinical* **Practice57**: 258-261.

Bjorklund, A., Lansner, A. e Grill, V.E. 2000. Glucose-induced [Ca2+] (i) abnormalities in human pancreatic islets: important role of overstimulation. **Diabetes49**(11): 1840 -1848.

Cefalo, C.M.A., Conte, C., Sorice, G.P., Moffa, S., Sun, V.A., Cinti, F., Salomone, E., Muscogiuri, G., Brocchi, A.A.G., Pontecorvi, A., Mezza, T. e Giaccari, A. 2018. Efeito da suplementação de vitamina D na resistência à insulina induzida pela obesidade : Um ensaio duplo-cego, randomizado e controlado por placebo . *Obesidade* **26**(4): 651-657.

Chalmeh, A., Pourjafar, M., Badiei, K., Jalali, M., Mazrouei Sebdani, M., 2021. A administração intravenosa de uma combinação de butafosfano e cianocobalamina a vacas leiteiras em final de gestação reduz a sua resistência à insulina após o parto. Biological Trace Element Research 199, 2191-2200. https://doi.org/10.1007/s12011-020-02330-5.

Chen, L., Yang, R., Qiao, W., Yuan, X., Wang, S., Goltzman, D., Miao, D., 2018. 1, 25-Dihidroxi vitamina D previne a tumorigênese inibindo o estresse oxidativo e induzindo a senescência celular do tumor em camundongos. International Journal of Cancer 143(2), 368-382. https://doi.org/10.1002/ijc.31317.

Chilliard, Y., Delavaud, C., Bonnet, M., 2005. Expressão da leptina em ruminantes: Regulações nutricionais e fisiológicas em relação ao metabolismo energético. Domestic Animal Endocrinology 29(1), 3-22. https://doi.org/10.1016/j.domaniend.2005.02.026.

Chiu, K.C., Chu, A., Go, V.L.W., Saad, M.F., 2004. A hipovitaminose D está associada à resistência à insulina e à disfunção das células β. The American Journal of Clinical Nutrition 79(5), 820-825. https://doi.org/10.1093/ajcn/79.5.820.

Cojic, M., Kocic, R., Klisic, A., Kocic, G., 2021. Os efeitos da suplementação de vitamina D nos marcadores metabólicos e de estresse oxidativo em pacientes com diabetes tipo 2: Um estudo controlado randomizado de acompanhamento de 6 meses. Frontiers in Endocrinology, 1012. https://doi.org/10.3389/fendo.2021.610893.

da Silva Pereira , A., Miron, V.V., Castro, M.F.V., Bottari, N.B., Assmann, C.E., Nauderer, J.N., Bissacotti, B.F., Mostardeiro, V.B., Stefanello, N., Baldissarelli, J., Palma, T.V., 2023. Efeito neuromodulador da combinação de metformina e vitamina D3 desencadeado pela sinalização purinérgica em ratos induzidos ao diabetes tipo 1. Molecular and Cellular Endocrinology 563, 111852. https://doi.org/10.1016/j.mce.2023.111852.

Dalgård, C., Petersen, M.S., Weihe, P., Grandjean, P., 2011. O estado da vitamina D em relação ao metabolismo da glicose e à diabetes tipo 2 em septuagenários. Diabetes Care 34(6), 1284-1288. https://doi.org/10.2337/dc10-2084.

Dandona, P., Aljada, A., Bandyopadhyay, A., 2004. Inflammation the link between insulin resistance (Inflamação, a ligação entre a resistência à insulina). Trends in Immunology 25, 4-7. https://doi.org/10.1016/J.IT.2003.10.013.

De Koster, J.D., Opsomer, G., 2013. Resistência à insulina em vacas leiteiras. Clínicas Veterinárias da América do Norte: Food Animal Practice 29(2), 299-322. https://doi.org/10.1016/j.cvfa.2013.04.002.

Dix, C.F., Barcley, J.L., Wright, O.R.L., 2018. O papel da vitamina D na adipogénese. Nutrition Reviews 76(1), 47-59. https://doi.org/10.1093/nutrit/nux056.

Draznin, B. 1993. Cytosolic calcium and insulin resistance. *American Journal of Kidney* **Diseases21**(6): 32-38.

Duehlmeier, R., Fluegge, I., Schwert, B., Ganter, M., 2013a. Sensibilidade à insulina durante o final da gestação em ovelhas afectadas por toxemia da gravidez e em ovelhas com alta e baixa suscetibilidade a esta doença. Journal of Veterinary Internal Medicine 27, 359-366. https://doi.org/10.1111/jvim.12035.

Duehlmeier, R., Noldt, S., Ganter, M., 2013b. Libertação de insulina pancreática e sensibilidade periférica à insulina em carneiros alemães de cabeça preta e ovelhas Finish Landrace: avaliação do papel da resistência à insulina na suscetibilidade à toxemia da gravidez ovina. Domestic Animal Endocrinology 44, 213-221. https://doi.org/10.1016/j.domaniend.2013.01.003.

El-Sayed, L.A., Tork, O.M., Seddiek, H., Taha, R.M., Gomaa, N.I., 2015. A vitamina D protege os ratos diabéticos de alterações neuropáticas, melhorando a sensibilidade à insulina e regulando positivamente os receptores de vitamina D. Kasr Al Ainy Medical Journal 21(3), 115-124. https://doi.org/10.4103/1687-4625.177819.

Erel, O., 2004. Um novo método automatizado de medição direta da capacidade antioxidante total utilizando um catião radical ABTS de nova geração e mais estável. Clinical Biochemistry 37(4), 277-285. https://doi.org/10.1016/j.clinbiochem.2003.11.015.

Erel, O., 2005. Um novo método colorimétrico automatizado para medir o estado oxidante total. Clinical Biochemistry 38(12), 1103-1111. https://doi.org/10.1016/j.clinbiochem.2005.08.008.

Forouhi, N.G., Menon, R.K., Sharp, S.J., Mannan, N., Timms, P.M., Martineau, A.R., Rickard, A.P., Boucher, B.J., Chowdhury, T.A., Griffiths, C.J., Greenwald, S.E., 2016. Efeitos da suplementação de vitamina D2 ou D3 no controlo glicémico e no risco cardiometabólico entre pessoas em risco de diabetes tipo 2: resultados de um ensaio aleatório, duplamente cego e controlado por placebo. Diabetes, Obesity and Metabolism, 18(4), 392-400. https://doi.org/10.1111/dom.12625.

Fruhwürth, S., Vogel, H., Schürmann, A., Williams, K.J., 2018. Novos insights sobre como a supernutrição interrompe as ações hipotalâmicas da leptina. Fronteiras em Endocrinologia 9, 89. https://doi.org/10.3389/fendo.2018.00089.

Grant, W.B., Peiris, A.N., 2010. Possible role of serum 25-hydroxyvitamin D in Black-White health disparities in the United States (Possível papel da 25-hidroxivitamina D sérica nas disparidades de saúde entre negros e brancos nos Estados Unidos). Journal of the American Medical Diretors Association 11(9), 617-628. https://doi.org/10.1016/j.jamda.2010.03.013.

Harinarayan, C.V., 2014. Vitamina D e diabetes mellitus. Hormonas (Atenas) 13(2), 163-181. https://doi.org/10.1007/BF03401332.

Haroon, N.N., Anton, A., John, J. e Mittal, M. 2015. Efeito da suplementação de vitamina D no controle glicêmico em pacientes com diabetes tipo 2: uma revisão sistemática de estudos de intervenção. *Journal of Diabetes &Metabolic Disorders* **14**: 3.

Hasanabadi, M., Mohri, M., Seifi, H.A., Heidarpour, M., 2019. Avaliação das concentrações séricas de frutosamina no período de transição e sua relação com proteínas séricas e caraterísticas energéticas em vacas leiteiras. Patologia Clínica Comparativa 28(3),725-730. https://doi.org/10.1007/s00580- 019-02918-x.

Hassanabadi, M., Mohri, M., Seifi, H.A., 2020. Efeitos da injeção única de vitamina D3 em algumas caraterísticas imunitárias e de stress oxidativo em vacas leiteiras de transição. Iranian Journal of Veterinary Science and Technology12(2), 25-35. https://doi.org/10.22067/ijvst.2020.39239.

Hassanabadi, M., Mohri, M., Seifi, H.A., 2022. Efeitos da injeção de vitamina D3 no período de close-up na resistência à insulina e no balanço energético em vacas leiteiras em transição. Veterinary Medicine and Science 8(2), 741-751. https://doi.org/10.1002/vms3.692.

Havel, P.J., 2004. Atualização sobre as hormonas dos adipócitos: regulação do balanço energético e do metabolismo dos hidratos de carbono/lípidos. Diabetes. 53(1), S143–51. https://doi.org/10.2337/diabetes.53.2007.s143.

Hayirli, A., 2006. O papel da insulina exógena no complexo de lipidose hepática e cetose associada ao fenómeno de resistência à insulina em vacas leiteiras no pós-parto. Veterinary Research Communications 30(7), 749-74. https://doi.org/10.1007/s11259-006-3320-6.

Heshmat, R., Tabatabaei-Malazy, O., Abbaszadeh-Ahranjani, S., Shahbazi, S., Khooshehchin, G., Bandarian, F., Larijani, B., 2012. Efeito da vitamina D na resistência à insulina e parâmetros antropométricos na diabetes tipo 2; um ensaio clínico randomizado e duplo-cego. DARU 20(1), 10. https://doi.org/10.1186/2008-2231-20-10.

Holick, M.F. 2007. Progresso médico: deficiência de vitamina D. *The New England Journal of* **Medicine357**(3): 266-281.

Holcombe, S.J., Wisnieski, L., Gandy, J., Norby, B., Sordillo, L.M., 2018. Concentrações reduzidas de vitamina D no soro em gado leiteiro saudável de lactação precoce. Journal of Dairy Science 101(2), 1488-1494. https://doi.org/10.3168/jds.2017-13547.

Hu, Z., Sun, X., Wang, L., Wang, A., 2019. Eficácia da suplementação de vitamina D no controle glicêmico em pacientes com diabetes tipo 2: uma meta-análise de estudos de intervenção. Medicine 98(14). https://doi.org/10.1097/MD.0000000000014970.

Huang, H.Y., Lin, T.W., Hong, Z.X., Lim, L.M., 2023. Vitamina D e Doença Renal Diabética. International Journal of Molecular Sciences 24(4), 3751. https://doi.org/10.3390/ijms24043751.

Iqbal, R., Beigh, S.A., Mir, A.Q., Shaheen, M., Hussain, S.A., Nisar, M., Dar, A.A., 2022. Avaliação do perfil metabólico e oxidativo na toxemia da gravidez ovina e determinação da sua associação com o diagnóstico e o prognóstico da doença. Tropical Animal Health and Production 54(6), 338. https://doi.org/10.1007/s11250-022-03339-9.

Ji, X., Liu, N., Wang, Y., Ding, K., Huang, S., Zhang, C., 2023. Toxemia da gravidez em ovelhas: A Review of Molecular Metabolic Mechanisms and Management Strategies (Uma revisão dos mecanismos metabólicos moleculares e estratégias de gestão). Metabolites, 13(2), 149. https://doi.org/10.3390/metabo13020149.

Kallay, E., Bareis, P., Bajna, E., Kriwanek, S., Bonner, E., Toyokuni, S., Cross, H.S., 2002. Vitamin D recetor activity and prevention of colonic hyperproliferation and oxidative stress (Atividade do recetor da vitamina D e prevenção da hiperproliferação do cólon e do stress oxidativo). Food and Chemical Toxicology 40(8), 1191-1196. https://doi.org/10.1016/S0278-6915(02)00030-3.

Kaya, F., Batmaz, H., 2022. Efeitos da administração de vitamina D no início da lactação em vacas leiteiras na resposta inflamatória e no metabolismo hepático. Turkish Journal of Veterinary and Animal Sciences 46(1), 107-114. https://doi.org/10.3906/vet-2107-36.

Kelishadi, R., Salek, S., Salek, M., Hashemipour, M. e Movahedian, M. 2014. Efeitos da suplementação de vitamina D na resistência à insulina e nos factores de risco cardiometabólico em crianças com síndrome metabólica: um ensaio controlado triplo mascarado . *Jornal de* **Pediatria90**(1): 28-34.

Khan, K.A., Akram, J., Fazal, M., 2011. Hormonal actions of vitamin D and its role beyond just being a vitamin: A review article. Revista Internacional de Medicina e Ciências Médicas 3(3), 65-72.

Kweh, M.F., Merriman, K.E., Wells, T.L., Nelson, C.D., 2021. A sinalização da vitamina D aumenta o óxido nítrico e as defesas antioxidantes dos monócitos bovinos. JDS Communications 2(2), 73-79. https://doi.org/10.3168/jdsc.2020-0005.

Lee, S., Clark, SA, Gill, RK e Christakos, S. 1994.1,25-Dihydroxyvitamin-D3 and pancreatic β-cell function: vitamin-D receptors, gene expression, and insulin secretion. **Endocrinology134**: 1602-1610.

Mann, S., Yepes, F.A.L., Duplessis, M., Wakshlag, J.J., Overton, T.R., Cummings, B.P., Nydam, D.V., 2016. Plano de energia do período seco: efeitos sobre a tolerância à glicose em vacas leiteiras em transição. J. Dairy. Sci. 99(1), 701-17. https://doi.org/10.3168/jds.2015-9908.

Manna, P. e Jain, S. K. 2012. A vitamina D regula positivamente a translocação do transportador de glicose 4 (GLUT4) e a utilização de glicose mediada pela ativação da cistationina-γ-liase (CSE) e formação de H2S em adipócitos 3T3L1. *Journal of Biological* **Chemistry287**(50): 42324-42332.

Martinez, N., Rodney, R.M., Block, E., Hernandez, L.L., Nelson, C.D., Lean, I.J., Santos, J.E.P., 2018. Efeitos da diferença cátion-ânion na dieta pré-parto e fonte de vitamina D em vacas leiteiras: Respostas de saúde e reprodutivas. Journal of Dairy Science 101(3), 2563-2578.

Martinez, N., Sinedino, L.D.P., Bisinotto, R.S., Ribeiro, E.S., Gomes, G.C., Lima, F.S., Greco, L.F., Risco, C.A., Galvão, K.N., Taylor-Rodriguez, D., Driver, J.P., 2014. Efeito da hipocalcemia subclínica induzida nas respostas fisiológicas e na função dos neutrófilos em vacas leiteiras. Journal of Dairy Science 97(2), 874-887. https://doi.org/10.3168/jds.2013-7408.

McCarthy, M.M., Mann, S., Nydam, D.V., Overton, T.R., McArt, J.A.A., 2015. As concentrações de ácidos gordos não esterificados e β-hidroxibutirato em vacas leiteiras não estão bem correlacionadas durante o período de transição. Journal of Dairy Science 98(9), 6284-6290. https://doi.org/10.3168/jds.2015-9446.

Mithal, A., Wahl, D.A., Bonjour, J.P., Burckhardt, P., Dawson-Hughes, B., Eisman, J.A., El-Hajj Fuleihan, G., Josse, R.G., Lips, P., Morales-Torres, J., 2009. Global vitamin D status and determinants of hypovitaminosis D. Osteoporosis International 20(11), 1807-20. https://doi.org/10.1007/s00198-009-0954-6.

Morrison, D., 2009. Sinalização da leptina no cérebro: A link between nutrition and cognition? Biochimica et Biophysica Ata 1792(5), 401-8. https://doi.org/10.1016/j.bbadis.2008.12.004.

Muniyappa, R., Lee, S., Chen, H., Quon, M.J. 2008. Abordagens actuais para avaliar a sensibilidade e a resistência à insulina in vivo: vantagens, limitações e utilização adequada. American Journal of Physiology-Endocrinology and Metabolism 294(1), E15-E26. https://doi.org/10.1152/ajpendo.00645.2007.

Nelson, C.D., Lippolis, J.D., Reinhardt, T.A., Sacco, R.E., Powell, J.L., Drewnoski, M.E., O'Neil, M., Beitz, D.C., Weiss, W.P., 2016a. Status de vitamina D do gado leiteiro: Resultados das práticas actuais na indústria de lacticínios. Journal of Dairy Science 99(12), 10150-10160. https://doi.org/10.3168/jds.2016-11727.

Nelson, C.D., Powell, J.L., Price, D.M., Hersom, M.J., Yelich, J.V., Drewnoski, M.E., Bird, S.L., Bridges, G.A., 2016b. Assessment of serum 25-hydroxyvitamin D concentrations of beef cows and calves across seasons and geographical locations. Journal of Animal Science, 94(9), 3958-3965. https://doi.org/10.2527/jas.2016-0611.

Norman, A.W., 2008. From vitamin D to hormone D: fundamentals of the vitamin D endocrine system essential for good health (Da vitamina D à hormona D: fundamentos do sistema endócrino da vitamina D essenciais para uma boa saúde). The American Journal of Clinical Nutrition 88(2), 491S-499S. https://doi.org/10.1093/ajcn/88.2.491S.

Norman, A.W., Frankel, J.B., Heldt, A.M., Grodsky, G.M., 1980. A deficiência de vitamina D inibe a secreção pancreática de insulina. Science 209(4458), 823-825. https://doi.org/10.1126/science.6250216.

Parildar, H., Cigerli, O., Unal, D.A., Gulmez, O. e Demirag, N.G. 2013. O impacto da substituição da vitamina D no metabolismo da glicose. *Jornal Paquistanês de* **Ciências** *Médicas29*(6): 1311-1314.

Peterson, C.A, Tosh, A.K., Belenchia, A.M., 2014. Insuficiência de vitamina D e resistência à insulina em adolescentes obesos. Avanços Terapêuticos em Endocrinologia e Metabolismo 5(6), 166-89. https://doi.org/10.1177/2042018814547205.

Pittas, A.G., Lau, J., Hu, F.B., Dawson-Hughes, B., 2007. O papel da vitamina D e do cálcio na diabetes tipo 2: uma revisão sistemática e meta-análise. The Journal of Clinical Endocrinology and Metabolism 92(6), 2017-29. https://doi.org/10.1210/jc.2007-0298.

Rayan, M.O., El-abedeen, A.E.D.Z., Abd Ellah, M.R., 2019. Alguns parâmetros metabólicos durante o período de transição em vacas leiteiras com e sem membranas fetais retidas. Jornal de Investigação Veterinária Avançada 9(2), 45-48.

Reinhardt, T.A., Lippolis, J.D., McCluskey, B.J., Goff, J.P., Horst, R.L., 2011. Prevalência de hipocalcemia subclínica em rebanhos leiteiros. The Veterinary Journal 188(1), 122-124. https://doi.org/10.1016/j.tvjl.2010.03.025.

Ribeiro, E.S., Lima, F.S., Greco, L.F., Bisinotto, R.S., Monteiro, A.P.A., Favoreto, M., Ayres, H., Marsola, R.S., Martinez, N., Thatcher, W.W., Santos, J.E.P., 2013. Prevalência de doenças periparturientes e efeitos na fertilidade de vacas leiteiras em pastejo com parto sazonal suplementadas com concentrados. Journal of Dairy Science, 96(9), 5682-5697. https://doi.org/10.3168/jds.2012-6335.

Rodney, R.M., Celi, P., McGrath, J.J., Golder, H.M., Anderson, S.T., McNeill, D.M., Fraser, D.R., Lean, I.J., 2018. Respostas metabólicas e de produção ao tratamento com calcidiol em vacas leiteiras em lactação média. Ciência da Produção Animal 59(3), 449-460. https://doi.org/10.1071/AN16770.

Rosen, C.J., Adams, J.S., Bikle, D.D., Black, D.M., Demay, M.B., Manson, J.E., Murad, M.H. e Kovacs, C.S. 2012. Os efeitos não esqueléticos da vitamina D: uma declaração científica da sociedade endócrina. *Endocrine Reviews* **33**: 456-492 .

Sadegzadeh-Sadat, M., Anassori, E., Khalilvandi-Behroozyar, H., Asri-Rezaei, S., 2021. Os efeitos do Zinco-Metionina no metabolismo da glicose e na resistência à insulina durante o final da gravidez em ovelhas. Domestic Animal Endocrinology 77, 106647. https://doi.org/10.1016/j.domaniend.2021.106647.

Sahu, A., Sarkar, P. D., 2008. Estudo comparativo do método de redução do NBT para a estimativa da proteína glicada (frutoseamina sérica) com a HbA1c glicada estimada no DCA

2000+Analyzer (inibição da imuno-aglutinação). Indian Journal of Physiology and Pharmacology 52(4), 408-12.

Santos, L.R.D., Lima, A.G.A., Braz, A. F., De Sousa Melo, S.R., Morais, J.B.S., Severo, J.S., De Oliveira, A.R.S., Cruz, K.J.C., Marreiro, D.D.N., 2017. Papel da vitamina D na resistência à insulina em indivíduos obesos. Nutrire 42(17), 2-6. https://doi.org/10.1186/s41110-017-0046-x.

Sepidarkish, M., Farsi, F., Akbari-Fakhrabadi, M., Namazi, N., Almasi-Hashiani, A., Hagiagha, A.M., Heshmati, J., 2019. O efeito da suplementação de vitamina D nos parâmetros de estresse oxidativo: uma revisão sistemática e meta-análise de ensaios clínicos. Pesquisa Farmacológica 139, 141-152. https://doi.org/10.1016/j.phrs.2018.11.011.

Sergeev, I.N. e Rhoten, W.B. 1995. 1,25-Dihydroxyvitamin D3 evoca oscilações de cálcio intracelular numa linha de células β pancreáticas. **Endocrinology136**: 2852-2861.

Silva, A.S., Cortinhas, C.S., Acedo, T.S., Morenz, M.J.F., Lopes, F.C.F., Arrigoni, M.B., Ferreira, M.H., Jaguaribe, T.L., Ferreira, L.D., Gouvêa, V.N., Pereira, L.G.R., 2022. Efeitos da alimentação com 25-hidroxivitamina D3 com uma dieta acidogénica durante o período pré-parto em vacas leiteiras: Metabolismo mineral, balanço energético e desempenho em lactação de vacas leiteiras da raça Holstein. Journal of Dairy Science 105(7), 5796-5812. https://doi.org/10.3168/jds.2021-21727.

Singh, R. Singh, A., Beigh, S. A., Sharma, N., Singh, V., 2022b. Effect of physiological status and parity on metabolic and trace element profile of crossbred Rambouillet sheep of Himalayan region. Tropical Animal Health and Production, 54(1): 63. https://doi.org/10.1007/s11250-022- 03068-z.

Singh, R., Singh, V., Beigh, S. A., 2022a. Effect of parity on nonesterified fatty acid, oxidant/ antioxidant status, and zinc and copper levels around periparturient period in Beetal goats of

Himalayan Region. Journal of Animal Physiology and Animal Nutrition 1-10. https://doi. org/10.1111/ jpn.13738.

Soheilykhah, S., Mojibian, M., Moghadam, M.J. e Shojaoddiny-Ardekani, A. 2013. O efeito de diferentes doses de suplementação de vitamina D na resistência à insulina durante a gravidez. *Endocrinologia* **Ginecológica29**(4): 396-399.

Strickland, J.M., Wisnieski, L., Mavangira, V., Sordillo, L.M., 2021. A vitamina D sérica está associada ao potencial antioxidante em vacas Peri-parturientes. Antioxidants 10(9), 1420. https://doi.org/10.3390/antiox10091420.

Szymczak-Pajor, I., Sliwinska, A., 2019. Análise da Associação entre Deficiência de Vitamina D e Resistência à Insulina. Nutrients 11(4), 794. https://doi.org/10.3390/nu11040794.

Talaei, A., Mohamadi, M. e Adgi, Z. 2013. O efeito da vitamina D na resistência à insulina em pacientes com diabetes tipo 2. *Diabetologia e Síndrome Metabólica* **5**(1): 8.

Tamilselvan, B., Seshadri, K.G. e Venkatraman, G. 2018. Papel da vitamina D na expressão de transportadores de glicose em miotubos L6. *Jornal Indiano de Endocrinologia e Metabolismo* **17** (1): S326.

Teegarden, D. e Donkin, S.S. 2009. Vitamin D: emerging new roles in insulin sensitivity. *Nutrition Research* **Reviews22**: 82-92.

Vieira-Neto, A., Lima, I.R.P., Lopes Jr, F., Lopera, C., Zimpel, R., Sinedino, L.D.P., Jeong, K.C., Galvão, K., Thatcher, W.W., Nelson, C.D., Santos, J.E.P., 2017. Uso de calcitriol para manter o cálcio no sangue pós-parto e melhorar a função imunológica em vacas leiteiras. Journal of Dairy Science 100(7), 5805-5823. https://doi.org/10.3168/jds.2016-12506.

Virtanen, J.K., Nurmi, T., Voutilainen, S., Mursu, J., Tuomainen, T.P., 2011. Association of serum 25-hydroxyvitamin D with the risk of death in a general older population in Finland. European Journal of Nutrition 50, 305-312. https://doi.org/10.1007/s00394-010-0138-3.

Wang, H., Chen, W., Li, D., Yin, X., Zhang, X., Olsen, N., Zheng, S.G., 2017. Vitamina D e doenças crónicas. Aging and Disease 8(3), 346-353. https://doi.org/10.14336/AD.2016.1021.

Wasiluk, D., Stefanska, E., Ostrowska, L., Serwin, A.B., Klepacki, A., Chodynicka, B., 2012. Valor nutritivo das rações alimentares diárias de pacientes com psoríase vulgar: Um relatório preliminar. Advances in Dermatology and Allergology 29(5), 348-355. https://doi.org/10.5114/pdia.2012.31487.

Weber, G.M., Witschi, A.K., Wenk, C., Martens, H., 2014. Triennial Growth Symposium-Effects of dietary 25-hydroxycholecalciferol and cholecalciferol on blood vitamin D and mineral status, bone turnover, milk composition, and reproductive performance of sows. Journal of Animal Science 92(3), 899-909. https://doi.org/10.2527/jas.2013-7209.

Wierzejska, R., Jarosz, M., Sawicki, W., Bachanek, M., Siuba-Strzelińska, M., 2017. Concentração de vitamina D no sangue materno e do cordão umbilical por estação. Revista Internacional de Pesquisa Ambiental e Saúde Pública 14(10), 1121. https://doi.org/10.3390/ijerph14101121.

Wisnieski, L., Brown, J.L., Holcombe, S.J., Gandy, J.C. e Sordillo, L.M., 2020. As concentrações séricas de vitamina D no dry-off e close-up predizem o aumento das concentrações de cetonas na urina pós-parto em bovinos leiteiros. Journal of dairy science, 103(2), pp.1795-1806.

Worrall, D.S. e Olefsky, J.M. 2002. Os efeitos da depleção de cálcio intracelular na sinalização da insulina em adipócitos 3T3-L1. *Molecular Endocrinology* **16**(2): 378-389.

Wu, J., Atkins, A., Downes, M., Wei, Z., 2023. A vitamina D na diabetes: Uncovering the sunshine hormone's role in glucose metabolism and beyond. Nutrients 15(8), 1997. https://doi.org/10.3390/nu15081997.

Yaribeygi, H., Maleki, M., Sathyapalan, T., Iranpanah, H., Orafai, H.M., Jamialahmadi, T., Sahebkar, A., 2020. O mecanismo molecular pelo qual a vitamina D melhora a homeostase da glicose: uma revisão mecanicista. Life Science 244, 117305. https://doi.org/10.1016/j.lfs.2020.117305.

Yousefi, A. R., Kohram, H., Shahneh, A.Z., Zamiri, M.J., Fouladi-Nashta, A.A., 2016. Efeitos da suplementação dietética de pioglitazona no metabolismo. Produção de leite e desempenho reprodutivo em vacas leiteiras de transição. Theriogenology 85(9), 1540-1548. https://doi.org/10.1016/j.theriogenology.2016.01.015.

Zara-Mirazaie, A., Kazeminezhad, B., Ghouchani, M.A., 2018. A correlação entre a vitamina D sérica e a capacidade oxidante total em indivíduos diabéticos e não diabéticos no Irão. Jornal Iraniano de Patologia 13(2), 212.

Zhou, Q.G., Hou, F.F., Guo, Z.J., Liang, M., Wang, G.B., Zhang, X. 2008. A 1,25 di-hidroxivitamina D melhorou a resistência à insulina induzida por ácidos gordos livres em células C2C12 em cultura. Diabetes Metabolism Research and Reviews **24**: 459-464.

Zhou, P., McEvoy, T.G., Gill, A.C., Lambe, N.R., Morgan-Davies, C.R., Hurts, E., Sargison, N.D., Mellanby, R.J., 2019. Investigação da relação entre o status da vitamina D e a aptidão reprodutiva em ovelhas escocesas. Scientific Reports 9(1), 1162. https://doi.org/10.1038/s41598-018-37843-6.

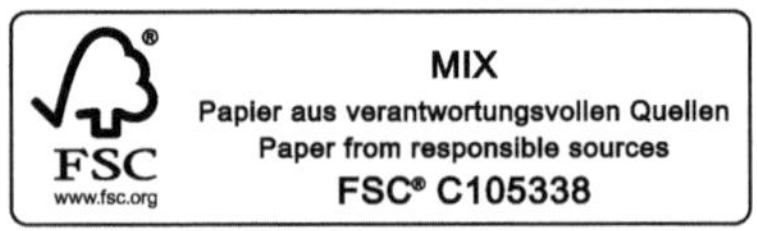

Printed by Books on Demand GmbH, Norderstedt / Germany